Il Kamasutra Illustrato

La migliore guida per accendere la passione nella vita di coppia. Eccitanti posizioni per neofiti ed avanzati.

Di Natalia Rossi

Nota Legale

Le informazioni contenute in questo libro e i suoi contenuti non sono pensati per sostituire qualsiasi forma di parere medico o professionale; e non ha lo scopo di sostituire il bisogno di pareri o servizi medici, finanziari, legali o altri che potrebbero essere necessari. Il contenuto e le informazioni di questo libro sono stati forniti solo a scopo educativo e ricreativo.

Il contenuto e le informazioni contenuti in questo libro sono stati raccolti a partire da fonti ritenute affidabile, e sono accurate secondo la conoscenza, le informazioni e le credenze dell'Autore. Tuttavia, l'Autore non può garantirne l'accuratezza e validità e perciò non può essere ritenuto responsabile per qualsiasi errore e/o omissione. Inoltre, a questo libro vengono apportate modifiche periodiche secondo necessità. Quando appropriato e/o necessario, devi consultare un professionista (inclusi, ma non limitato a, il tuo dottore, avvocato, consulente finanziario o altri professionisti del genere) prima di usare qualsiasi rimedio, tecnica e/o informazione suggerita in questo libro.

Usando i contenuti e le informazioni in questo libro, accetti di ritenere l'Autore libero da qualsiasi danno, costo e spesa, incluse le spese legali che potrebbero risultare dall'applicazione di una qualsiasi delle informazioni contenute in questo libro. Questa avvertenza si applica a qualsiasi perdita, danno o lesione causata dall'applicazione dei contenuti di questo libro, direttamente o indirettamente, in violazione di un contratto, per torto, negligenza, lesioni personali, intenti criminali o sotto qualsiasi altra circostanza.

Concordi di accettare tutti i rischi derivati dall'uso delle informazioni presentate in questo libro.

Accetti che, continuando a leggere questo libro, quando appropriato e/o necessario, consulterai un professionista (inclusi, ma non limitati a, il tuo dottore, avvocato, consulente finanziario o altri professionisti del genere) prima di usare i rimedi, le tecniche o le informazioni suggeriti in questo libro.

Indice

Introduzione

La passione fra un uomo e una donna è come un fuoco: se non lo mantieni vivo e non lo attizzi di tanto in tanto, si spegnerà. Il sesso gioca un ruolo profondamente importante in una relazione, al di là della sola soddisfazione sessuale.

Ripetere sempre le stesse posizioni durante un rapporto sessuale fa spegnere la gioia dell'atto, perché non abbiamo più niente da aspettare con impazienza, tranne ciò che è già stato fatto. Per tenere vivo il sesso, i partner devono cambiare un po' le cose all'inizio. Provando posizioni sessuali diverse e mai sperimentate prima, le coppie troveranno nuovi modi per provare la stimolazione erotica e, insieme, orgasmi più produttivi per lui e più soddisfacenti per lei.

L'ottimo sesso porta una sensazione di estasi. Esplorare e sperimentare cose nuove tenendo la mente aperta porterà a nuove scoperte. Provare nuove posizioni sessuali non ha alcun effetto negativo sulla relazione. Invece, scoprire cose nuove e sentirsi benissimo è un'esperienza positiva memorabile, che si ripeterà più e più volte.

I partner possono unirsi letteralmente in centinaia di posizioni grazie alla forma dei nostri corpi. Alcune posizioni consentono una penetrazione più profonda, mentre altre ne cambiano l'angolazione, riuscendo a toccare il punto G della donna.

Ci sono studi che continuano a scoprire nuove zone erogene del corpo. Ma lo studio migliore e che porta ai risultati più decisivi viene condotto nel laboratorio della camera da letto, con i partner come soggetti di prova. Gli uomini possono essere stimolati in aree diverse del pene, e le donne possono avere orgasmi clitoridei, vaginali o del punto G. Ciò che spesso non si realizza, ad esempio, è che le donne possono raggiungere l'orgasmo vaginale, perché non hanno mai provato una posizione sessuale che possa stimolarle in modo da provocarlo.

Provare cose nuove insieme significa che le coppie imparano quali posizioni funzionano meglio per entrambi.

Alcune delle posizioni elencate in questo libro sono molto intime, e permettono di accarezzare o dare baci all'altro durante il rapporto sessuale. Altre stimolano delle zone erotiche nel corpo e portano a un appagamento sessuale intenso, anche se sono meno intime.

Ma le coppie le fanno insieme, il che migliora il loro rapporto. Un ottimo rapporto sessuale migliora l'umore, e problemi come i soldi per le bollette diventano meno importanti. I problemi quotidiani vengono risolti più facilmente quando i partner si sentono più vicini e sono sessualmente soddisfatti. Il sesso porta benefici fisici e mentali. Il battito cardiaco è regolare e i problemi di salute mentale sono mediati dall'intimità e dall'appagamento sessuale.

Capitolo 1: Gli Impatti Positivi e Negativi della Pornografia

È un dato di fatto che guardare porno sia molto eccitante. Guardare persone attraenti avere rapporti, fare sesso orale in modo così libero e naturale, soddisfa dei desideri profondi. Fantasticare e immaginare di fare sesso intenso con una donna bellissima o con un uomo sexy e dotato è piuttosto comune, soprattutto perché online si possono guardare video gratis di qualsiasi tipo, che coinvolgono mille posizioni sessuali e incontri fra coppie, tre persone e orge. È invitante, incoraggia lo spettatore a provare lo stesso piacere, a vivere una vita di stimolazione erotica quotidiana con un partner la mattina e un altro la sera, insieme a un suo amico.

Il porno è come il gioco d'azzardo: è molto difficile smettere anche se fa male ad amanti e coniugi, perché è molto facile trovarsi in quel mondo di fantasie. Basta cliccare un tasto e, per alcune ore, la vita è soddisfacente.

Guardare i porno, così come il sesso vero e proprio, fa rilasciare sostanze chimiche nel cervello, fra cui i recettori oppioidi: ci si sente davvero inebriati. Il problema è che ha un impatto sulla capacità dello spettatore di fare sesso. Guardare troppo porno rende un uomo incapace di fare sesso con la sua compagna o moglie.

L'impatto positivo del porno, preso come una sorta di corso di preparazione, è che dà a chi lo guarda l'ispirazione per sperimentare, provare nuovi modi di fare sesso, nuove posizioni. Il porno comunica l'idea che va bene avere la mente aperta quando si tratta di sesso. Gli attori sono gli insegnanti che dimostrano direttamente ciò che sanno.

Gli insegnanti ci ispirano (eccitano). Ma poi suona la campanella e la lezione è finita. Usciamo dalla classe (spegniamo il computer), e dopo mettiamo in pratica ciò che abbiamo imparato con un partner, una ragazza, un ragazzo, un coniuge. Chissà se l'industria pornografica incoraggia la fedeltà? Non importa, perché la scelta rimane individuale alla fine. Bisogna capire che il 99.9% dei porno sono recitati. Il sesso pornografico è simulato, finto. E anche tutto ciò che viene dopo, le urla estatiche, il godimento intenso degli attori: è una messinscena. Dopotutto, si chiamano proprio 'attori'.

I Vantaggi dell'Esplorazione e della Scoperta Sessuale

Ci sono delle forze al mondo che affermano che il sesso dovrebbe rimanere un atto a porte chiuse fra due persone sposate. Alcuni arrivano persino a dire che non sia un atto di piacere. Se si tratta di persone nate e cresciute in un ambiente religioso, gli viene insegnato che è un peccato avere pensieri lussuriosi. Non si tratta solo di una limitazione imposta dalla religione: per alcuni, si rivela essere utile. Può essere una cosa positiva e aiutare gli iniziati ad avere una vita produttiva rimanendo fedeli.

Ma chi deriva il proprio successo e produttività da altre fonti, dovrebbe accettare questa corrente di pensiero. "A ognuno il suo" e "vivi e lascia vivere" sono buone massime da seguire. Se un adulto desidera provare qualcosa di diverso, ne ha tutto il diritto.

La varietà nella vita sessuale è positiva e salutare. Gli umani sono creature con attrazioni istintive e sono curiosi riguardo ai modi per migliorare la propria esperienza sessuale.

Capitolo 2: Posizioni per il Sesso Orale

La Cavallerizza

Se la tua partner è indeciso riguardo il sesso orale, o se sembra non piacerle molto, prova questa posizione facile e comoda. La tua bocca, labbra e lingua sono a contatto con il clitoride, le labbra e la vagina dall'angolazione inversa.

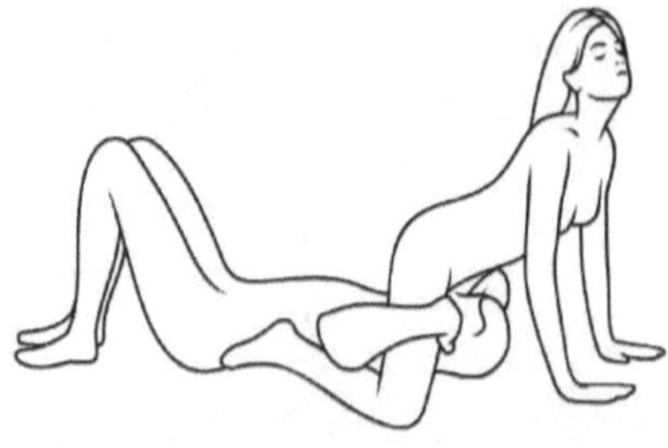

In questa posizione, l'uomo si sdraia sulla schiena e la donna si mette a quattro zampe sopra di lui. Lui le afferra le cosce, il che gli garantisce più controllo mentre lecca il clitoride. Usa la lingua in maniera gentile e delicata per farle scorrere il sangue alle labbra, facendole gonfiare.

Sentendo la morbidezza della sua pelle, l'uomo muove le mani e accarezza gentilmente i fianchi mentre la sua bocca si sposta dal clitoride alle labbra. Può fare entrare e uscire la lingua dalla vagina, tornando di tanto in tanto al clitoride. Può anche morderlo mentre le accarezza cosce e fianchi.

Poi, l'uomo sposta le mani dietro le cosce, sul sedere. Accarezza delicatamente l'ano. Quest'area è particolarmente sensibile e aumenterà le sensazioni di piacere che la donna riceve dalla sua lingua nella zona genitale.

In questa posizione, lei inizierà a roteare i fianchi e il movimento permetterà all'uomo di accarezzarle la pancia, fino al seno. Se le lecca il clitoride per un buon periodo di tempo, renderà la vagina più umida e lei proverà un piacere più intenso in profondità.

Lei dovrebbe piegare la testa, di modo che i fianchi possano essere più vicini alla bocca del partner. Le braccia sono dritte, il peso è sostenuto dai palmi, e le gambe sono leggermente divaricate sulla testa del partner. I suoi genitali dovrebbero essere a una distanza di circa 3cm dalla bocca del partner.

Bisogna sottolineare l'importanza del sesso orale prima del coito. Quando si fa sesso orale, i genitali della donna vengono lubrificati, mentre nell'uomo aumenta il flusso sanguigno nel pene. Inoltre, aumenta l'eccitazione sessuale. Quando i partner iniziano a fare sesso, sono molto più eccitati di come sarebbero senza il sesso orale. Il rapporto è più intenso e le coppie provano orgasmi molto più potenti grazie a posizioni come la Cowgirl al Contrario.

Nel corso del tempo, grazie alla pratica, la tecnica dell'uomo migliorerà. Più soddisfatta, la donna la richiederà più spesso prima di un rapporto.

Fellatio con l'Uomo Sopra

Questa posizione dominata dall'uomo è un altro "preludio alla penetrazione". È il contrario della posizione tipica per il sesso orale: in questo caso, l'uomo si trova sopra e la donna sotto.

Quando è lei a stare sopra, ha il pieno controllo dell'uomo, steso sulla schiena. Può accarezzargli il pene, metterlo in bocca e toglierlo quando vuole, mentre lui si gode le attenzioni date ai suoi genitali.

La fellatio con l'uomo sopra sposta il controllo tutto nelle sue mani. Ora si trova sopra e lei è stesa sotto di lui. Tuttavia, non è completamente supina. Ha la testa sollevata, e lui è a cavalcioni sopra di lei.

Per fare questa posizione unica e soddisfacente (soprattutto per lui), la donna solleva la testa e gli mette le mani sui fianchi. Non appena sono pronti, lui le mette il pene in bocca.

Questa posizione è più soddisfacente quando i partner trovano il loro ritmo. Lui inizia a spingere lentamente all'interno della bocca della donna, stabilendo lo stesso ritmo lento che segue durante un rapporto. La testa della donna si sposta in avanti quando lui spinge, e torna indietro quando si allontana. Quando la coppia si muove in maniera simultanea, viene stabilito un ritmo perfetto.

In questa posizione, lui appoggia il peso sui palmi delle mani. Se può, le mette dietro la testa della donna e la spinge verso il suo pene. Tuttavia, non sarà necessario se lei lo riesce ad afferrare saldamente dai fianchi.

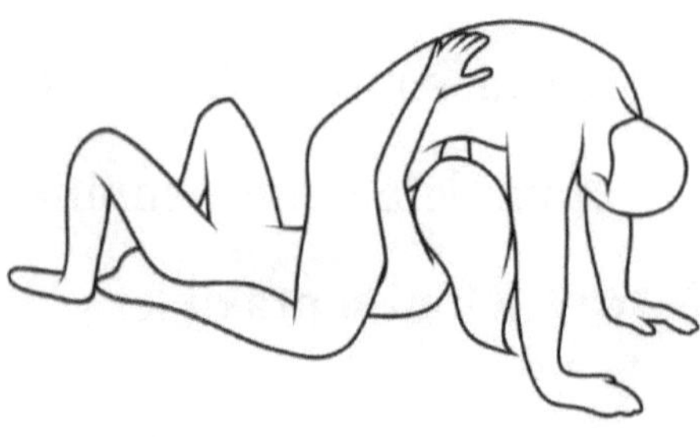

Al contrario della posizione con la donna sopra, qui non può usare le mani perché le usa per afferrare lui e avere supporto. Usa solo la bocca.

Il pene può entrare più in profondità nella bocca grazie a questa angolazione. La sensazione per lui sarà estremamente soddisfacente perché somiglierà alla penetrazione vaginale. È "uguale ma diverso". Per lui, essere sopra e avere il controllo della donna potrebbe essere molto eccitante.

Le donne possono sentirsi soddisfatte dal dare piacere all'uomo. Se c'è un buon ritmo e lei riesce a fare entrare il pene più in profondità nella bocca, allora la posizione ha funzionato.

Il livello di difficoltà di questa posizione è medio, perché l'uomo deve avere più forza in braccia e spalle. La donna, a meno che il partner non le sostenga la testa, deve avere più forza in schiena e spalle per poter sopportare questa posizione a lungo.

Le coppie possono discutere su cosa fare nel caso in cui l'uomo si ecciti così tanto da eiaculare. Dovrebbero essere d'accordo sulla questione. Dovrà venire fuori? Dovrà tirarlo fuori ed eiaculare sul suo seno? O sul volto? Può farlo nella bocca?

Sesso Orale in Piedi

Il sesso orale in piedi è un modo divertente e diverso per fare sesso orale. Questo approccio dovrebbe essere scelto dalle coppie che si sentono energiche, per via dei requisiti fisici necessari per eseguirla.

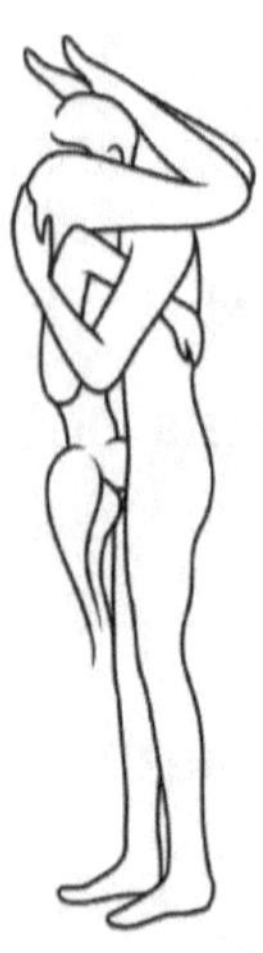

Lui sta in piedi, solleva la donna e la mette a testa in giù, in modo che la sua bocca sia vicino al pene, e quella dell'uomo vicino a labbra, vagina e clitoride. Lui le mette le braccia intorno alla vita, poco sopra il sedere, e lei fa lo stesso. La testa dell'uomo si trova fra le gambe della donna.

Questa posizione è stimolante grazie all'angolazione diretta della bocca di entrambi i partner sui genitali dell'altro. La donna può fare entrare meglio il pene nella bocca, mentre lui può raggiungere con la lingua clitoride, labbra e vagina. In più, il brivido di essere sollevati e di lavorare contro la gravità rende questa posizione memorabile.

Posizione del 69

Questa posizione viene chiamata "69" per via della posizione fisica che permette a uomini e donne di fare sesso orale contemporaneamente. Quando i partner si rivolgono verso i genitali dell'altro, formano quello che sembra essere il numero 69.

Questa posizione è diventata popolare grazie alla soddisfazione che dà a entrambi i partner, ed è perfetta da fare prima della penetrazione. Entrambi sono comodamente sdraiati, così possono concentrarsi sul dare piacere all'altro, godendosi a loro volta le sensazioni provocate dal partner.

La 69 eccita ancora di più l'uomo prima del rapporto e lubrifica la vagina della donna, preparandola per il sesso. Consente anche alla coppia di abbracciarsi per essere più vicina. Siccome la 69 umidifica la vagina, non è necessario usare il lubrificante se l'uomo ha un pene grande o se il rapporto è doloroso.

Ci sono diversi modi in cui puoi fare una 69. Se lei è sopra, puoi controllare la quantità di pressione che riceve. Si mette sopra di lui rivolta verso i piedi, si piega in avanti e raddrizza le gambe. Così ha facile accesso ai genitali dell'uomo, e lui ha facile accesso ai suoi.

Un'altra variazione prevede che l'uomo metta la testa leggermente oltre il bordo del letto, mentre la donna sta in piedi con le gambe allargate per permettere il passaggio della testa. La donna si piega in avanti sul pene. Da questa angolazione, l'uomo può leccare più in profondità fra le gambe della donna, donandole una sensazione unica e stimolante.

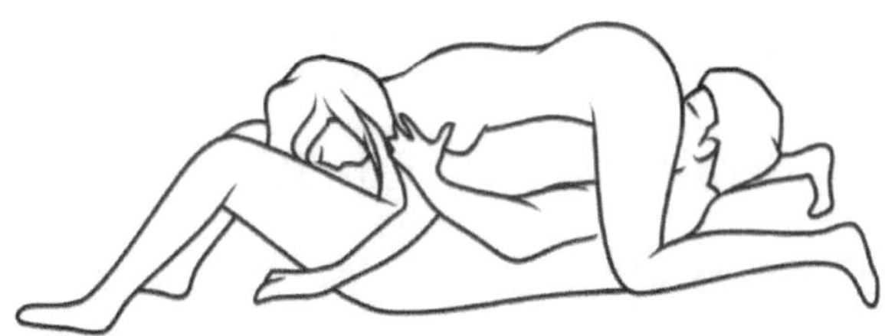

Un altro modo per fare questa posizione è di far piegare la donna in avanti a baciare l'uomo, per poi strisciare verso il basso leccandolo dal petto fino al pube, finché entrambi i partner non hanno la bocca a contatto coi rispettivi genitali.

Se stare sopra risulta stancante per la donna, può sdraiarsi e lasciare che sia lui a farlo. Un vantaggio di questa posizione è che permette alla donna di stimolare l'uomo lungo l'asta, sui testicoli e sul perineo (fra il sedere e i testicoli, un'area piena di terminazioni nervose). In questa posizione, la donna può dare un piacere extra al partner.

La coppia può stendersi su un fianco, con la bocca all'altezza dei genitali dell'altro. Quando la donna piega le gambe e mette i piedi sul letto, le teste possono appoggiarsi comodamente sulle cosce uno dell'altra.

Alcune persone trovano difficile concentrarsi sul proprio piacere quando pensano al partner. Ma le coppie dovrebbero godersi l'atto per l'intimità derivata dal contatto dei corpi. È un modo incredibilmente sexy e intimo per connettersi ed eccitarsi a vicenda.

Capitolo 3: Le Posizioni Sessuali Intramontabili

La Posizione del Missionario

La posizione del missionario è una delle più semplici e più comode. È facile da fare. La donna è sdraiata sul letto. Nonostante la sua semplicità, è anche una delle posizioni più intime. Le coppie sono vicine e possono baciarsi e toccarsi a vicenda durante il rapporto.

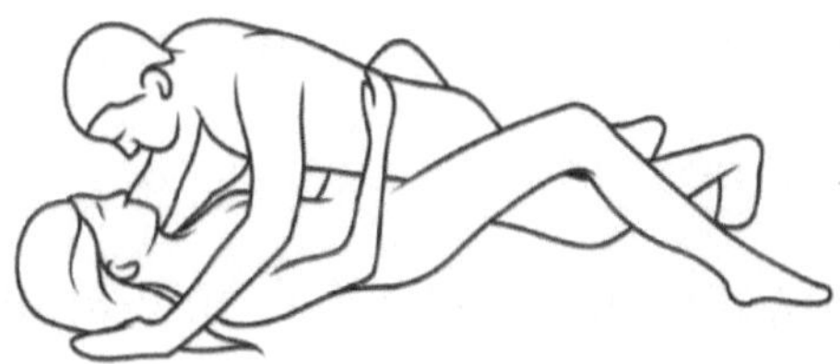

La donna si sdraia e l'uomo le si mette sopra, rivolto verso di lei. L'uomo potrebbe avere qualche problema a trovare il punto di ingresso, perciò sarebbe utile aiutarlo.

Lei si solleva quando lui la penetra in profondità e si ritira quando lo fa lui.

Questa posizione è piacevole per la donna perché il corpo dell'uomo sfrega contro il suo clitoride a ogni spinta. La combinazione di spinte e stimolazione clitoridea può aiutare la donna ad avere orgasmi profondi e prolungati.

La posizione del missionario ha bisogno di essere variata perché rimanga eccitante. Il movimento dei fianchi può produrre sensazioni sorprendenti, perché permette al pene di toccare diverse zone all'interno della vagina.

Questa posizione è consigliata solo per le coppie che si conoscono bene e sono entrate in intimità molto tempo prima. I partner possono baciarsi e guardarsi negli occhi quando raggiungono l'orgasmo. C'è un contatto fisico quasi totale, che è un'altra caratteristica della missionaria che porta intimità.

Alle donne di solito piace. A parte il fatto che permette di rilassarsi e ricevere piacere dal corpo dell'uomo che si muove sopra, affermano anche che sia una posizione molto intima, di certo non da fare al primo appuntamento. Altre amano il fatto di poter rimanere vicine al partner, potendolo così baciare.

Una variazione piacevole è quando l'uomo si mette sopra, ma la penetra quando il suo corpo è a diversi centimetri di distanza. La sua testa è davanti a quella della donna (più vicina alla testiera o al bordo del letto). La sua penetrazione non è tanto profonda, ma la base del suo pene sfrega contro il clitoride. La stimolazione della donna aumenta molto, e sentirà gli effetti di questo cambiamento di posizione nel giro di pochi secondi. Dopo avere raggiunto l'orgasmo, lui può tornare alla posizione normale sopra di lei ed eiaculare.

La missionaria è una delle posizioni più delicate e intime, ma il pene penetra molto in profondità, oltre a dare stimolazione clitoridea.

La Posizione da Dietro (Pecorina)

C'è qualcosa di primitivo nel sesso durante la posizione da dietro. Gli uomini possono diventare molto aggressivi e trasformare un rapporto convenzionale in sesso più intenso e rozzo. Gli uomini possono dare spinte forti e le donne di solito lo adorano. In realtà, sono poche le donne che non apprezzano la pecorina.

Ci sono molti motivi per cui questa posizione è così popolare, e si merita davvero le lodi che riceve sia dagli uomini che dalle donne. I vantaggi includono la possibilità per lui di penetrare in profondità e di muoversi a velocità diverse. Può iniziare lentamente e andare subito più veloce. Eiaculare durante la pecorina è molto soddisfacente per lui, soprattutto quando lo fa dentro la vagina.

Farla è semplice. Su una superficie morbida (si consiglia di mettere dei cuscini sotto le ginocchia di lei), la donna si mette a quattro zampe, mentre lui rimane in piedi o si inginocchia dietro di lei. La penetrazione è relativamente facile poiché l'uomo può vedere bene la vagina.

Lei può muovere i fianchi avanti e indietro assecondando i movimenti dell'uomo. Una buona variazione è quando lei solleva un po' i fianchi, cambiando l'angolazione della penetrazione, piacevole per entrambi i partner. La parte migliore della posizione da dietro è la possibilità di cambiare angolazione. Persino un cambiamento minimo può fare una grande differenza a livello di sensazioni provate. Con la pratica, i movimenti dei fianchi possono essere cambiati finché la coppia non trova insieme l'angolazione migliore.

Uno dei lati negativi della pecorina è che non si può guardare in faccia il proprio amante. D'altro lato, il sacrificio di questo tipo di intimità viene compensato dal godimento dei partner. Per gli uomini, è un ottimo modo per fare sesso in maniera un po' più cruda, dando piacere a sé e alla compagna. La pecorina gli permette di spingere alla velocità che vuole, e più le spinte sono veloci e profonde, più ne godrà anche la partner.

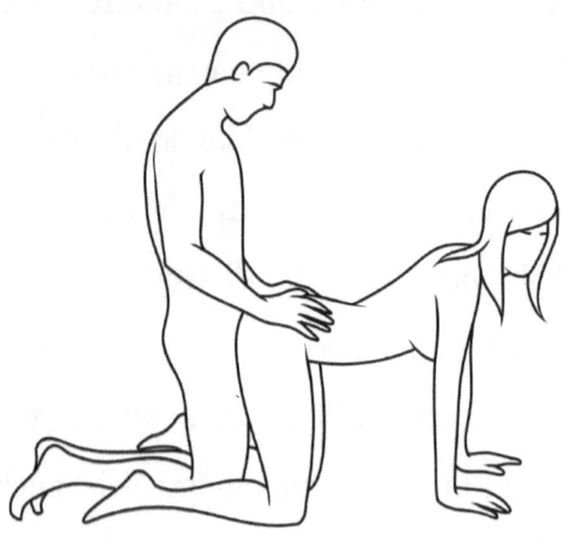

Può tirare i capelli della donna, schiaffeggiarle il sedere e persino sollevarla di modo che la schiena tocchi il suo corpo, cingendole la vita. La posizione del suo pene determinerà come tocca il punto G, quindi le coppie dovrebbero sperimentare diverse angolazioni per trovare quella migliore.

Se la punta del pene entra in contatto con quest'area e sta spingendo velocemente e in profondità, lei può avere un orgasmo intenso. Anzi, può averne più di uno.

Questa posizione funziona bene anche per la donna, se può avere orgasmi vaginali, grazie alla profondità e alla frizione contro l'interno della vagina.

All'inizio, è meglio muoversi lentamente di modo che i partner non abbiano un orgasmo prematuro.

Stimolazione del Punto G con le Gambe Sollevate

Con la pratica, questa posizione riuscirà sempre a stimolare il punto G della donna, garantendo all'uomo un piacere maggiore grazie alla riduzione dell'apertura vaginale.

Non è uguale a una donna che apre le gambe per permettere la penetrazione. La donna è sdraiata sulla schiena e alza le gambe, appoggiando i piedi sulle spalle del compagno. Così facendo, l'apertura vaginale è più stretta e quando l'uomo la penetra prova il piacere della frizione contro l'interno della vagina.

L'apertura ristretta della vagina guida il pene direttamente verso il punto G. La donna può chiedere all'uomo di muovere il corpo da un lato all'altro o, quando le afferra le cosce, di muoverla su e giù mentre spinge. Entrambe queste variazioni stimolano il punto G, dandole tipi diversi di piacere.

Con qualche altra modifica, l'uomo può stimolare la donna fino a farle avere un orgasmo esplosivo. L'uomo controlla il movimento mentre lei lo riceve, muovendo i fianchi e rimanendo distesa sulla schiena.

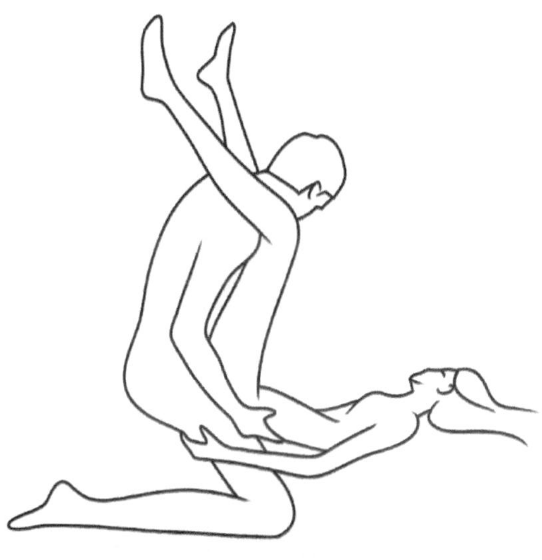

Nota che quando si fa un qualsiasi posizione penetrativa, dei leggeri movimenti dei fianchi della donna, minuscoli cambiamenti dell'angolazione di penetrazione, entrare un po' più in alto e penetrare la vagina dall'alto possono cambiare drasticamente le sensazioni che si provano. Provare nuove posizioni significa sperimentare, perciò prova a cambiare angolazioni e a muovere i fianchi per avere stimoli diversi.

Capitolo 4: Il Cucchiaio

Il cucchiaio non è solo una posizione sessuale molto comoda; è anche incredibilmente stimolante per diversi motivi. La coppia si stende su un fianco, con qualsiasi contatto fisico desideri. Piedi, gambe, sedere e schiena si uniscono.

Ci sono diversi modi per fare sesso in questa maniera. L'uomo la penetra da dietro, sollevandole una gamba se vuole, il che permetterà una penetrazione più profonda. D'altro lato, se si vuole avere più contatto fisico, l'uomo può sollevare la gamba, penetrare e poi lasciarla: così il contatto sarà completo, e la sensazione della pelle dell'altro sulla propria provocherà piacere assieme alle spinte.

Di solito è una posizione che viene naturale dopo essersi coccolati a letto. Entrambi i partner hanno accesso totale al seno e al clitoride. È fra le posizioni migliori per avere intimità. Dopo aver raggiunto l'orgasmo, i partner spesso si addormentano insieme, e si svegliano ore dopo con il pene ancora dentro la vagina... ed eretto. Se è eretto solo al 50%, basta che la donna si muova un po' e la frizione farà il resto. Una sveltina mattutina nella stessa posizione della notte prima è un ottimo modo per iniziare la giornata!

Ci sono 4 fantastiche variazioni della posizione del cucchiaio.

La Donna Sopra

Il cucchiaio con la donna sopra è una variazione elettrizzante rispetto al modo normale di farlo, stando uno accanto all'altra. Il cucchiaio con la donna sopra permette un contatto fisico completo, solo che la schiena della donna è appoggiata sul petto e sull'addome dell'uomo.

Il godimento e la sensazione di intimità del cucchiaio rimangono, perché la coppia mantiene un contatto fisico completo. Lui giace supino sul letto e lei si sdraia sopra di lui, stando sulla schiena. La penetra e lei sente le spinte in un luogo unico all'interno della vagina, tanto vicino al punto G che la punta del pene può toccarlo.

Questa posizione può essere molto stimolante senza richiedere tanta fatica: l'uomo si sdraia sul letto o su un'altra superficie piana comoda. La donna si mette sopra, premendo saldamente le gambe su quelle del partner. Poi, inclina verso il basso il bacino, di modo che il clitoride entri meglio in contatto con il pene.

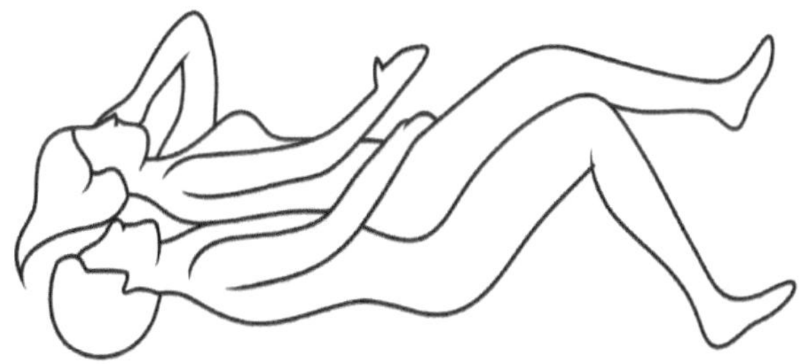

L'uomo può usare del lubrificante sulla vulva dell'amante, in modo da poter toccare senza problemi clitoride, labbra e apertura vaginale. Fa scorrere la mano sulla vulva mentre spinge.

Questa posizione può diventare ancora più intima quando l'uomo le cinge la pancia con le braccia, per poi toccarle il seno e i capezzoli. Qualsiasi ulteriore contatto risulterà eccitante per lei, ma anche per lui. La donna può raggiungere l'orgasmo vaginale e tramite il punto G.

Quando la donna raggiungerà l'orgasmo, sarà facile voltarsi verso di lui e continuare con la posizione del missionario. Le coppie dovrebbero provare a tenere il pene all'interno della vagina mentre lei ruota di 180 gradi. Il sesso può essere divertente quando le coppie cercano di fare funzionare atti come questo. Dopotutto, se non si riesce a tenere il pene all'interno della vagina, basterà inserirlo di nuovo dentro.

Anche se lei è messa di schiena sopra di lui, dovrebbero rimanere entrambi rilassati e godersi le nuove sensazioni che provano e l'intimità che questa posizione permette.

L'uomo può allungare una mano per stimolare il clitoride della donna, con o senza lubrificante, a seconda di ciò che vuole lei. Può fare scendere la mano più in basso verso le labbra e l'apertura vaginale mentre spinge dentro di lei. Ciò aumenta l'intimità. Lui ha il potere di farla urlare per il piacere.

La Pecorina Nirvana

Questa variazione del cucchiaio prevede che lei si raggomitoli e poi faccia scivolare indietro i piedi. Lui le afferra i fianchi per sostenerla.

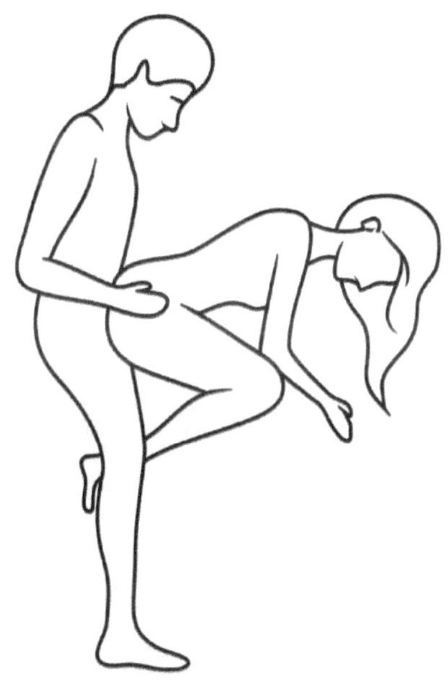

Il cucchiaio da dietro consente alla punta del pene di raggiungere zone esplorate di rado all'interno della vagina. La frizione che lui prova grazie alla penetrazione da questa angolazione insolita è molto piacevole, ma la vera beneficiaria di questa posizione è la donna, perché non solo il pene tocca il punto G, ma raggiunge anche altre aree, regalandole sensazioni uniche e insolite.

Questa posizione stimola intensamente i genitali della donna e consente una penetrazione molto profonda e soddisfacente.

Le Spinte Forti

Per un sesso veloce ed esplosivo con molte spinte profonde, questa posizione è una delle migliori.

È la posizione del cucchiaio più convenzionale per le coppie. È ideale come atto finale di una sessione di sesso bollente iniziata con una 69, seguita da una Cavallerizza, in cui lei può raggiungere un orgasmo profondamente soddisfacente, e un cucchiaio con alcune buone spinte forti per lui, per finire col suo orgasmo.

È una posizione comoda per lei, dato che può sdraiarsi di lato e rilassarsi mentre lui finisce con una penetrazione da dietro. La donna non deve fare altro che sollevare la gamba e metterla attorno al sedere dell'uomo. Ciò gli permetterà di entrare a un'angolazione che rende la vagina un po' più piccola e stretta, e le spinte seguiranno una traiettoria verso il basso.

Lui si appoggia sul gomito dietro di lei e le afferra la coscia, di modo da potere dare spinte profonde e vigorose che le faranno provare delle scosse di piacere.

Se lei può avere orgasmi vaginali, questa posizione può provocarglieli, perché può essere penetrata più in profondità. Avendo la gamba alzata, può arrivare a toccarsi il clitoride.

La donna può mettersi vicino a un muro o alla testiera del letto e appoggiarvi una mano per sostenersi. Così facendo, stabilisce un ritmo insieme all'uomo spingendo indietro ogni volta che lui spinge dentro di lei.

Penetrazione Anale e un Vibratore

Per le coppie che vogliono provare il sesso anale per la prima volta, si tratta di un'ottima posizione che previene una penetrazione troppo forte e profonda (e dolorosa) dell'ano. L'uomo non è sopra la partner, così non può andare troppo in profondità.

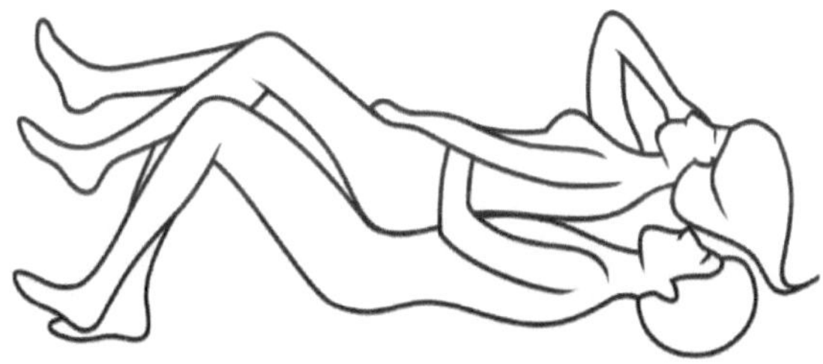

Si consiglia di usare del lubrificante sul pene e attorno all'ingresso dell'ano. Bisognerebbe anche iniziare molto lentamente. Una donna che prova questa variazione del cucchiaio può renderla più stimolante a livello sessuale usando un vibratore da inserire nella vagina mentre il partner la penetra analmente.

Lei muove delicatamente il vibratore dentro la vagina, in contemporanea con le spinte. Una delle meravigliose sorprese che derivano dall'uso dal vibratore è che lo può sentire anche il partner che la penetra analmente.

Capitolo 5: Posizioni Sessuali Piccanti

La Cowgirl Seduta

Questa posizione richiede l'uso di una sedia, su cui si mette l'uomo, e la donna sta sopra di lui a gambe divaricate. La Cowgirl Seduta può essere fatta ovunque si possa mettere una sedia. Può essere fatta anche nella doccia, se la sedia è resistente all'acqua.

Lei si abbassa sull'erezione dell'uomo (la posizione non funziona a meno che il pene non sia completamente eretto). Il corpo della donna è vicino a quello dell'amante, di modo che i piedi possano toccare per terra.

Lei dovrebbe avere delle cosce abbastanza forti, perché vorrà muoversi su e giù sul pene dell'uomo. Bisognerebbe iniziare lentamente e andare sempre più veloce.

Se provi la Cowgirl Seduta nella doccia, usane il bordo come supporto. La penetrazione può essere sia vaginale che anale.

Se si vuole provare il sesso anale, si consiglia l'uso di un lubrificante al silicone.

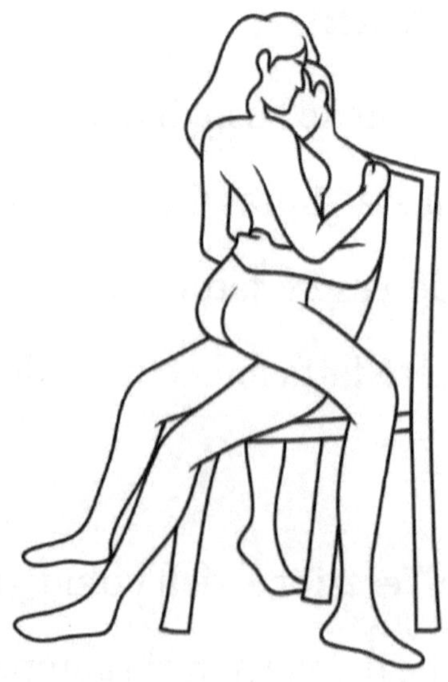

I corpi sono molto vicini tra loro. Mentre la donna cavalca l'uomo, ruota i fianchi. Lui può cingerla con un braccio e avvicinarla a sé, giocando col suo seno e i capezzoli mentre la penetra. Lei può oscillare avanti e indietro per avere un orgasmo più intenso.

L'Uomo Sopra

La posizione con l'uomo sopra può essere considerata come una sorta di missionaria al contrario. La differenza è che le sensazioni fisiche sono più intense. La penetrazione riesce ad andare molto più in profondità, e alla donna sembrerà che il suo pene sia molto più grande di quello che è.

Per tutti gli uomini che amano vedere il sedere dell'amante (e anche schiaffeggiarlo con gioia di tanto in tanto), questa posizione garantisce soddisfazione sessuale per entrambi.

La donna si sdraia a faccia in giù sul letto e solleva leggermente i fianchi. L'uomo la penetra da sopra, spesso stando in ginocchio, anche se con la pratica può arrivare ad avere un contatto fisico completo (missionaria al contrario). La partner preme i palmi sul letto per mantenere la posizione.

Per una variazione sensuale, l'uomo può appoggiarsi delicatamente sulla schiena della donna (mentre solleva la parte superiore del corpo). Con le mani libere, può schiaffeggiarle il sedere o farle passare sotto per toccarle il seno.

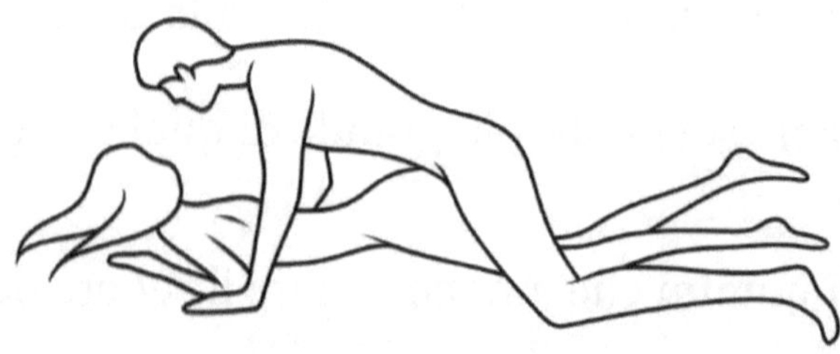

Il suo pene sembra più grande e regala a lei una sensazione unica. Con la pratica, lei può muovere i fianchi seguendo il ritmo delle spinte dell'uomo. Così facendo, può spostare la punta del pene verso il punto G.

Quando lui le eiacula dentro, a entrambi i partner sembra che entri in profondità. Le donne possono provare sensazioni diverse con questo tipo di eiaculazione.

È una posizione sensuale che dà piacere a entrambi i partner. Quando il coito inizia durante la posizione del missionario, dopo un po' lei può girarsi e lui la penetra da sopra, con una serie completamente diversa di sensazioni per l'uomo come per la donna.

Faccia a Faccia con la Donna Sopra

Questa è una variazione della Cowgirl Seduta di cui abbiamo parlato prima, ma è una posizione più rilassata e comoda. È una posizione faccia a faccia e intima che consente più libertà di movimento alle mani di entrambi i partner.

Questa posizione può essere provata sul bordo del letto, su un divano o una sedia. Se il letto ha una testiera, l'uomo può appoggiarvi la schiena mentre la partner si siede sopra di lui.

L'uomo è seduto e la donna si siede sopra di lui, quindi sono faccia a faccia. Lui la penetra e lei si muove sopra di lui. Con le mani libere, la donna può toccarsi il seno o il clitoride mentre lui spinge in profondità dentro di lei.

Lui ha la libertà di toccarla ovunque. Può sporgersi in avanti e morderle i capezzoli. Può prenderle le braccia o cingerle la schiena per avvicinarla di più a sé.

Il suo pene entra più in profondità con questa posizione. Un grande vantaggio è che l'orgasmo è ritardato per via dell'angolazione della penetrazione. Le donne possono godere più a lungo perché questa posizione è comoda e può essere mantenuta per molto tempo.

È il tipo di posizione da fare con un partner che si conosce bene e con cui si è a proprio agio, essendo così intima. Non sarebbe adatta per due persone che si conoscono poco. Le coppie possono toccarsi, baciarsi, accarezzarsi con affetto e soddisfarsi a vicenda in modi che sanno piaceranno all'altro. Sarebbe una situazione imbarazzante dopo un primo appuntamento o per l'incontro di una notte.

L'uomo può aumentare l'intensità della posizione sollevando il sedere o le gambe della donna e afferrandoli con forza, separando un po' i corpi. Baciandosi, la sensazione della penetrazione diventa più intensa e passionale.

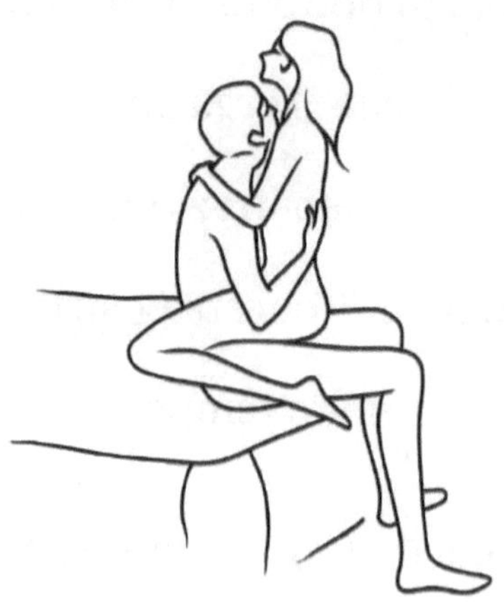

Durante il rapporto, molte coppie sottovalutano le sensazioni erotiche che derivano dal toccarsi e dal mostrare affetto. Potrebbero non capire che il tocco stimola le terminazioni nervose e i genitali allo stesso tempo.

Non sottovalutare mai il potere di mostrare affetto mentre si danno spinte sempre più forti nella vagina. Potrebbe sembrare che i partner stiano mandando messaggi diversi allo stesso tempo, dolcezza e movimenti intensi, ma questa contrapposizione può assicurare l'orgasmo per entrambi, alcuni con grande intensità, cementando allo stesso tempo l'amore che provano uno per l'altra.

In Piedi Uno di Fronte all'Altra

Quando si ha un rapporto in piedi, di solito l'uomo si mette dietro la donna. Un'altra posizione intima è stare in piedi uno di fronte all'altra, di modo da potersi abbracciare e guardarsi negli occhi durante la penetrazione.

I partner molto uniti ameranno questa posizione, anche se serve un po' di pratica per riuscire a farla bene. Quando ci si riesce, si ha un altro modo per fare sesso, e le coppie sposate o che stanno insieme da molto tempo possono aggiungerla alla propria lista di successi.

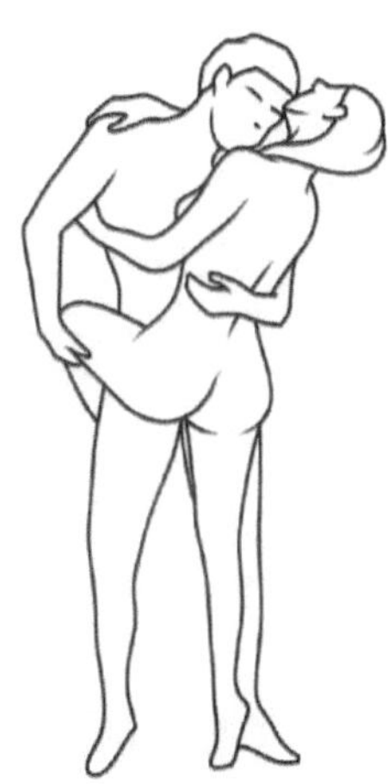

Per fare la posizione in piedi uno di fronte all'altra, la donna sta su una gamba e mette l'altra attorno alla vita del partner, che la tiene ferma durante l'atto. La gamba sollevata è necessaria per la penetrazione. La sensazione della frizione sarà drammaticamente diversa. Il vero scopo di questa posizione è far mantenere il contatto visivo ai partner.

Guardarsi negli occhi mentre i corpi sono connessi permette di vedere le espressioni facciali e capire come ogni movimento stimola l'altro. È uno dei livelli più alti di intimità. Imparare a conoscere gli effetti delle tue azioni sul partner permette una comprensione più profonda dell'altro.

La Carriola

La posizione della Carriola è dominata dall'uomo, il che gli permette una penetrazione molto profonda della partner. È una variazione della pecorina e sono necessarie un po' di forza e resistenza da parte della donna.

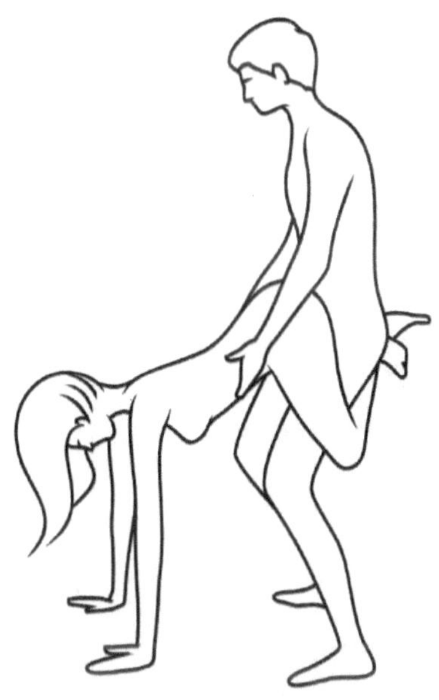

Prima di tutto, la donna appoggia le mani per terra (invece di mettersi a quattro zampe come nella pecorina). Lui la solleva dai fianchi. Lei mette le gambe attorno alla sua vita e alle cosce.

Tenendola dai fianchi, la penetra andando in profondità, il che stimola molto il suo pene. Lui controlla l'atto sessuale mentre lei tiene le mani fisse sul pavimento e le gambe sollevate.

Capitolo 6: Posizioni Strane e Giochi di Ruolo Sessuali

Non c'è niente di meglio che animare un po' le cose in camera da letto... ed essere pronti a provare cose nuove. Quando c'è una scintilla di chimica sessuale fra i partner, qualsiasi cosa decidano di provare sarà eccitante e soddisfacente.

Esiste un mondo nascosto di piacere e approcci unici grazie a cui provare soddisfazione sessuale. Ci sono persone a cui piacciono il bondage e i giochi di ruolo, che gli fanno provare livelli più profondi di piacere intenso. Nei loro "scenari", gli incontri sessuali con gioco di ruolo, un partner provoca e infligge livelli moderati o estremi di dolore all'altro, che prova una soddisfazione sessuale profonda nel soffrire e nell'essere a disagio, che gli fa raggiungere uno stato di serenità e pace.

Ma non tutto nel BDSM ha a che fare col dolore. Provocare e ritardare o negare un orgasmo il più possibile, facendolo crescere senza un rilascio immediato, permette di avere orgasmi esplosivi.

Nei giochi di ruolo, un partner è dominante e ha il controllo delle attività sessuali. L'altro è sottomesso, legato, sotto il controllo e alla mercé dei desideri del dominante. A volte si possono scambiare i ruoli. In questo caso, può essere la donna a essere dominante, e l'uomo si sottomette al suo controllo. Dato che si tratta di un gioco di ruolo, bisogna stabilire delle regole fin da subito e, se le cose dovessero farsi troppo aggressive, i sottomessi possono usare una "parola sicura" per porre fine alle provocazioni o al disagio.

Quando si fanno giochi di ruolo, è meglio che il partner sia una persona di cui ti puoi fidare, che conosci bene e con cui ti senti al sicuro. Per i curiosi, di seguito sono illustrati due scenari da provare con un partner che vuole sperimentare qualcosa di completamente diverso. Potresti scoprire di apprezzare questo tipo di esperienza e, in tal caso, potrai

dare vita a tutte le tue fantasie e giungere a estremi molto

eccitanti.

Rapita e Legata al Letto

Sei stata rapita e sei svenuta. Ti svegli e scopri di essere nuda, non puoi muoverti. Non sai dove sei e, ancora peggio, sei bendata. Senti delle voci da qualche parte fuori dalla porta.

Ora senti dei passi che si avvicinano e il suono della porta che si apre. Il tuo rapitore è nella stanza con te. Inizi ad andare nel panico e il cuore ti batte a mille. Provi di nuovo a muoverti, ma hai le caviglie e i polsi legati. Cosa vuole da te?

La posizione sessuale prevede che la donna sia sdraiata su un letto e le manette o altri strumenti di costrizione devono essere morbidi e comodi. Può essere bendata o meno. Ad ogni modo, il punto è che si trova completamente sotto il controllo del partner, che può farle tutto ciò che vuole.

Si inizia con la provocazione sessuale, che porta a un rapporto eccitante e spinto quando il partner sottomesso raggiunge l'orgasmo. Il partner dominante (in questo caso l'uomo, ma i ruoli possono essere invertiti) può usare una varietà di "giocattoli", come un vibratore da usare nella sua vagina o sul clitoride.

Se è bendata e legata al letto, il partner dominante può parlarle e dirle cosa sta facendo, oppure sorprenderla. Si possono stabilire delle regole prima dell'inizio del rapporto.

Tuttavia, essere bendati aggiunge eccitazione, perché il partner legato non sa cosa farà l'altro. Non sapere fa crescere l'attesa e l'eccitazione sessuale, e permette di provocare in un modo che non sarebbe possibile vedendo.

Lui può baciarla in posti inaspettati o cambiare il modo in cui la tocca. Lei non saprà dove andranno la bocca e le dita del partner. La persona dominante può venire e andarsene quando preferisce, aumentano ancora di più l'attesa. Può usare una voce diversa e, se è veramente creativo, può interpretare il ruolo di uno sconosciuto, facendo crescere l'eccitamento. Quando il cervello rilascia cortisolo e adrenalina stimola anche il corpo, rilasciando livelli elevati di dopamina, che aumenta il piacere.

Nei casi più estremi, può trasformarsi in uno scenario di BDSM consensuale. Il partner può schiaffeggiare la vagina della donna sottomessa, provocandole un leggero dolore seguito dal piacere. Può uscire dalla stanza per un po', tornare e ripetere lo schiaffo. Dopo alcune volte, lei attenderà con desiderio lo schiaffo successivo.

Quando l'attesa diventa insopportabile, implora di poter raggiungere l'orgasmo, perciò può essere slegata e iniziare un rapporto intenso e passionale. Dopo che siete venuti entrambi, il partner dominante la può accarezzare o dimostrare in altro modo un po' di affetto fisico.

Sulla Sedia Bollente – La Donna Domina

Immagina di aver beccato il tuo uomo guardare un'altra donna, i suoi occhi fissi su di lei per un secondo di troppo. Certo, gli uomini guardano le donne camminare, piegarsi in avanti, sorridere e mettere in mostra la scollatura. Ma è arrivato il momento che capisca che la sua ragazza è mille volte più sexy delle altre su cui ha fantasticato.

Gli dici di sedersi su una sedia che hai preparato appositamente per lui. Lui sa che vuoi punirlo per essersi comportato male, quindi sta al gioco.

Nel momento in cui si siede, gli ordini di mettere le mani dietro la schiena. Lo fa, e tu gli leghi subito i polsi insieme con una corda che avevi pronta. Fai lo stesso con le sue caviglie, legandole alle gambe della sedia.

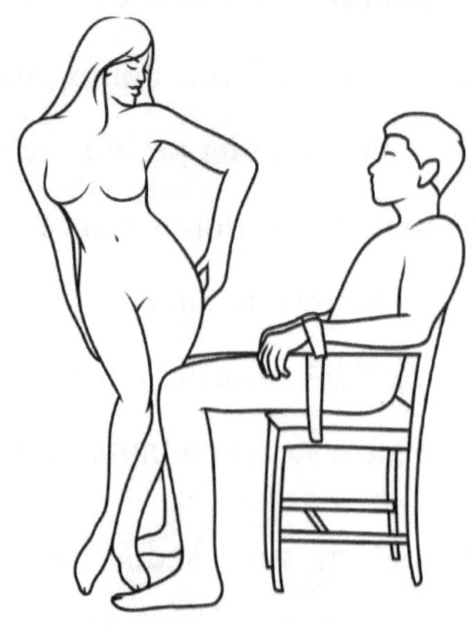

Lui rimane fermo, confuso e forse un po' spaventato. Inizi a chiedergli della donna che stava guardando quando siete usciti. Lui si difende, dicendo che non poteva farne a meno per il modo in cui era vestita e per come lo stava provocando...

Ti avvicini e chini verso di lui, come se stessi per dargli un bacio. All'ultimo momento ti tiri indietro e vai a mettere un po' di musica, facendo partire una delle tue canzoni preferite, una di quelle che si usano negli strip club. Ti togli un indumento, poi un altro, molto, molto lentamente. E cammini verso di lui, rimanendo sempre fuori dalla sua portata.

Lo guardi mentre osserva il tuo seno, i fianchi, le gambe e mentre ti togli altri vestiti, e la cosa ti fa eccitare. Abbassi lo sguardo e vedi il suo pene che inizia a gonfiarsi. Alla fine, nuda, ti lasci guardare da lui, eccitato e incapace di fare qualsiasi cosa perché è legato.

Lo tieni legato e gli slacci i pantaloni e tiri fuori il suo pene, per poi sedertici sopra. Lui non può fare niente, quindi prendi la punta e la metti dentro di te, lasciando che scivoli tutto all'interno. Ti muovi su e giù mentre lui ti guarda ma non può toccarti, e continui finché non raggiungi un orgasmo intenso a sue spese.

Poi lo sleghi e lo trascini verso la camera da letto per farlo finire.

In questo scenario a ruoli inversi, le sue gambe sono legate alle gambe della sedia e i polsi al bracciolo, oppure dietro la schiena. La partner dominante provocherà il suo prigioniero.

Puoi farlo eccitare lentamente con uno spogliarello, facendo aumentare il suo desiderio tanto da esserne frustrato. Poi, ti puoi toccare e masturbarti davanti a lui. I gemiti lo faranno impazzire mentre cerca di liberarsi dai lacci.

Continua a masturbarti finché non sei vicina all'orgasmo e lui è arrivato al limite. Aspetta che ti implori. Aspetta ancora un po'. Fallo implorare di nuovo. Attendi alcuni momenti, poi siediti su di lui a cavalcioni. Avrete entrambi degli orgasmi esplosivi.

L'uomo legato sulla sedia vede la sua amante mostrare una personalità diversa, dominante, che è di per sé eccitante. Gli fa intendere di essere con una sconosciuta, il che fa rilasciare endorfine al suo cervello, che a loro volta aumentano tremendamente il desiderio.

Capitolo 7: Posizioni Sessuali Passionali e Sensuali

L'Elica Passionale

Questa posizione è una variazione molto erotica della missionaria. È da notare che è una posizione più avanzata, che richiede che il partner giri di 360 gradi sopra la donna, sdraiata sotto di lui.

In questa posizione, entrambi i partner possono provare una nuova stimolazione sessuale grazie al movimento del pene, che entra in contatto con aree diverse all'interno della vagina. Chi sta sopra può godere anche delle sensazioni erotiche date dall'esplorazione all'interno della donna e sperimenta un contatto unico con le pareti vaginali.

Inizia nella posizione del missionario sopra la sua amante. La penetra e rimane in quella posizione finché non sono entrambi vicini all'orgasmo. Ma prima che ci arrivino, si gira di 360 gradi, tenendo sempre il suo pene dentro di lei. Mentre ruota e spinge, lei lo aiuta da sotto, e la sfida è riuscire a tenere il pene all'interno continuando a dare spinte.

La donna gli afferra le cosce e le braccia e lo guida nel giro, ricompensata dalle spinte profonde dentro di lei mentre prova a concentrarsi sul movimento dell'uomo sopra di lei.

La Cowgirl al Contrario

La Cowgirl al Contrario è esattamente ciò che suggerisce il titolo: la posizione della Cowgirl, o con la donna sopra, ma invece di essere faccia a faccia col partner si gira al contrario, dandogli la schiena e rivolgendosi verso i suoi piedi.

Si tratta di una posizione controllata dalla donna, il che le permette di muoversi sopra il partner usando braccia, ginocchia e fianchi. Può fare qualsiasi cosa desideri. Le donne possono giocare con angolazioni e movimenti, andare su e giù, in cerchio, avanti e indietro. Può piegare la schiena, di modo che il partner possa toccare le sue aree interne più sensibili. La donna ha accesso al suo clitoride, perciò può giocarci o premerlo contro il corpo del partner. Se vuole, può usare anche un vibratore per avere una stimolazione più intensa.

Se lui vuole essere più coinvolto, mentre lei risponde alle sue spinte può abbracciarla da dietro e tirarla verso di lui. Scoprirà che questa angolazione gli dona sensazioni di piacere intenso, come anche alla partner. Può poi lasciarla e farle avere di nuovo il controllo dei movimenti.

Se la donna inarca la schiena verso la testa del partner, scoprirà che così il pene può toccare il suo punto G. Mentre sfrega il clitoride con le dita, un movimento verticale in questa angolazione le darà una sensazione profonda e intensa che potrebbe non avere mai provato prima.

Per fare la Cowgirl al Contrario, lui si stende sulla schiena e lei gli si mette sopra. Rivolta verso i piedi, inserisce il pene dentro di sé e si tiene salda sul letto con le gambe, usando l'altra mano per tenere ferma la base del pene.

La Cowgirl al Contrario può essere fatta anche sul bordo del letto, su una sedia o sul divano. Qua gli si può sedere in grembo. In questo modo, c'è la difficoltà aggiuntiva di rimanere in equilibro. Lei può esplorare più comodamente i movimenti e vedere che sensazioni le provocano.

Una volta che è stata soddisfatta, può stendersi su un fianco per permettere al partner di arrivare all'orgasmo nella posizione del cucchiaio, oppure sdraiarsi sulla schiena mentre lui spinge dentro di lei nella posizione del missionario.

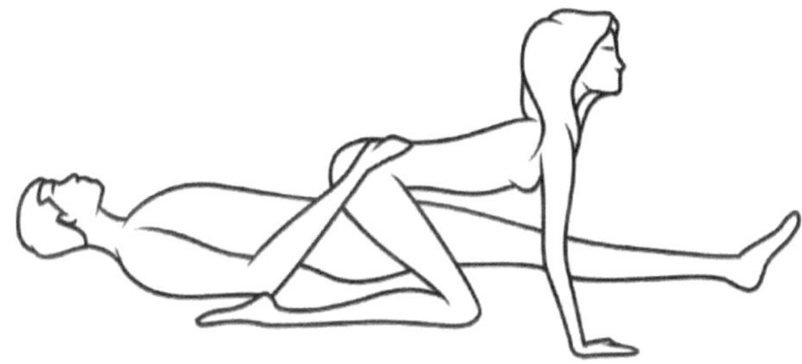

È un'ottima posizione per permettere alla donna di imparare ad avere il controllo in modo semplice, spostandosi sul corpo del partner, cambiando angolazione e la risposta alle sensazioni. Se fatta spesso, la Cowgirl al Contrario consentirà alla donna di trovare l'angolazione di penetrazione più eccitante. L'ansia che potrebbe provare all'inizio svanirà nel corso del tempo.

Una delle cose fantastiche del provare posizioni sessuali nuove è quanto si può imparare da ognuna. Gli amanti scoprono che le loro credenze originali sul sesso, soprattutto quella che l'orgasmo e l'eccitazione sessuale si possono provare in un modo solo, vengono cancellate dalle nuove posizioni e grazie alla sperimentazione di nuovi piaceri sessuali mai provati prima.

Il Battipalo

Il Battipalo richiede che la coppia sia piuttosto flessibile. Tuttavia, con un po' di pratica diventa molto più facile. Uno dei benefici della posizione è che permette di fare sia sesso vaginale che anale.

Per prepararsi alla posizione, la donna si stende sulla schiena, poi solleva le gambe. L'uomo la afferra per le caviglie e le spinge verso la testa della donna. La sua zona lombare si solleverà dal letto. Idealmente, lui continuerà a spingerle le caviglie verso la testa finché tutta la schiena si sarà sollevata. Sul letto dovrebbero rimanere appoggiati solo schiena e nuca.

Tutto ciò che la donna deve fare è tenersi ferma mentre l'uomo la penetra. Lo può fare appoggiando le braccia sul letto o aggrappandosi alle caviglie dell'uomo. In questa posizione, la donna può masturbarsi facilmente (se ha le braccia abbastanza lunghe), aumentando così l'intensità dell'esperienza sessuale.

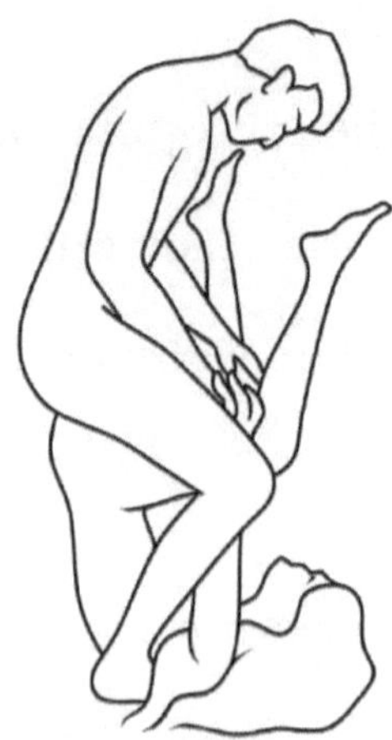

L'uomo fa la maggior parte del lavoro. Deve tenere la donna ferma mentre la penetra. Quando si tratta di sesso vaginale, l'uomo può usare le mani per stimolare il clitoride. Se si tratta di sesso anale, può masturbarla vaginalmente o stimolare il clitoride mentre la penetra.

NOTA: Un altro modo per fare questa posizione è quello di sedersi sul divano al contrario. La schiena e la vita della donna sono supportate dallo schienale, mentre le spalle e la testa sono appoggiate sulla seduta. Potrebbe essere molto più comoda in questa posizione.

La Posizione Rock 'n' Roll

La posizione Rock 'n' Roll è estremamente godibile per lei, che sente l'uomo sopra di sé in una posizione dominante. Se nessuno dei due l'ha mai provata, è caldamente consigliata.

In questa posizione, lei è sdraiata sulla schiena. L'uomo, di fronte a lei, la penetra stando in ginocchio. Lei alza le gambe e porta le ginocchia al petto, raggomitolandosi. Poi appoggia i piedi sul petto dell'uomo. Lui può sporgersi verso di lei, permettendole di sollevare meglio i fianchi e garantendo una penetrazione molto profonda.

Quando è sdraiata, all'uomo sembrerà di avere la maggior parte del controllo. Tuttavia, sarà lei ad averlo. Siccome i suoi piedi sono sul petto del partner, può controllare la profondità della penetrazione. Può spostarsi e renderla più superficiale o profonda.

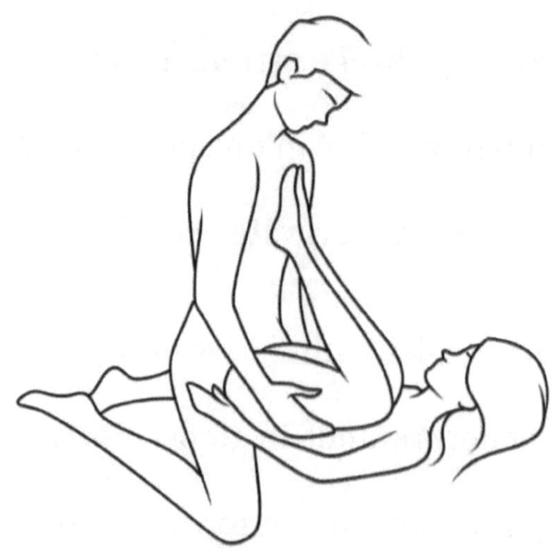

Se è scomoda, può sempre mettere un piede su una spalla e uno sull'altra, oppure dallo stesso lato. Con i fianchi leggermente sollevati, può masturbarsi fino a raggiungere un orgasmo soddisfacente.

La posizione Rock 'n' Roll è più semplice e più diretta per l'uomo. Deve solo spingere. Se lei vuole essere penetrata a una diversa angolazione, una che permetta la stimolazione del punto G, lui dovrà spostarsi un po'. Invece di sporgersi verso di lei, deve andare indietro finché non raggiunge l'angolazione giusta per toccarlo.

In questa posizione si può provare anche il sesso anale.

Il Giardino Sospeso

Questa posizione è molto sensuale per entrambi i partner, perché è intima e in un certo senso più rozza delle altre. Il Giardino Sospeso è ottimo per un uomo forte e una donna minuta, o un uomo forte e una donna più muscolosa.

Per farla, l'uomo deve sollevare la donna da terra e tenerla. Lei gli mette le gambe attorno alla vita. Lui la penetra tenendola ferma con le braccia.

L'uomo spinge il corpo in avanti mentre penetra la donna. Lei gli mette le braccia attorno al collo per supporto. I volti sono molti vicini, così possono baciarsi mentre il pene entra ed esce dalla vagina. Anche se questa posizione richiede che l'uomo sia forte e in forma, è anche molto intima. Quando aumenta l'eccitazione, il corpo della donna sembra più leggero, e all'uomo sembrerà di non avere peso fra le braccia. L'intimità e il piacere erotico prendono il sopravvento, e la donna dimentica di essere sollevata da

terra.

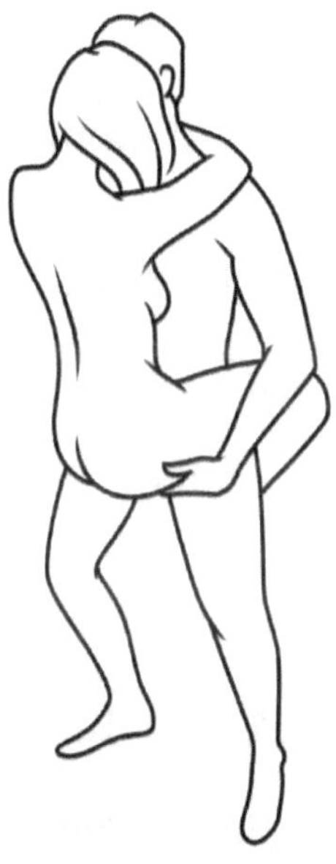

La Posizione in Ginocchio

Potersi guardare durante un rapporto non può fare altro che migliorarlo. Posizioni come quella in ginocchio sono un'altra esperienza condivisa di intimità, perché gli amanti possono guardarsi negli occhi mentre sono molto eccitati.

Possono guardarsi, baciarsi, abbracciarsi e premere i loro corpi insieme. Sono anche in posizione eretta, il che aumenta ulteriormente l'eccitazione.

Per fare questa posizione, l'uomo sta in piedi. Lei si inginocchia sul letto, di fronte a lui. Bisogna assicurarsi che la base del pene sia più o meno alla stessa altezza dell'apertura vaginale della donna. Se è necessario fare qualche modifica, basta mettere alcuni libri con la copertina rigida sotto il letto per alzarlo, oppure lui può salire sopra qualcosa e cambiare posizione finché la penetrazione è possibile.

Cosa fa la donna nella Posizione in Ginocchio

Le donne non proveranno molto piacere rimanendo in posizione eretta. Per una stimolazione migliore, lei dovrebbe piegarsi indietro. In questo modo, il partner può sostenerla e lei può mettergli le mani sulla vita. Se vuole piegarsi ancora di più, può appoggiare le mani dietro di sé, sul letto. Se il partner la sta tenendo, o se sta usando una mano come sostegno, può stimolare facilmente il clitoride con la mano libera.

Per gli uomini, guardare una donna masturbarsi è fonte di grande eccitazione. In questo modo, lui può guardarla mentre si dà piacere.

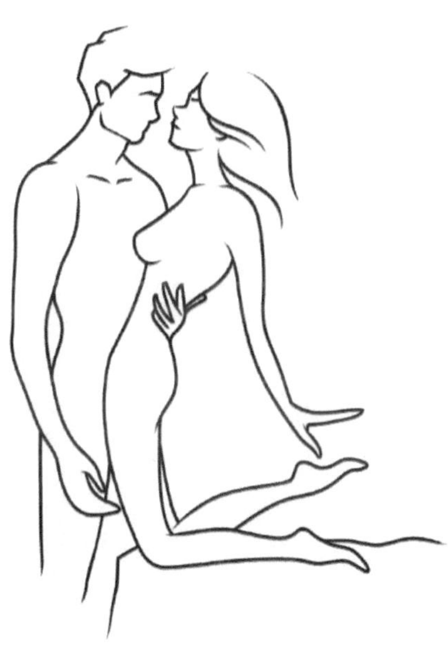

Il ruolo dell'uomo nella Posizione in Ginocchio

Lui deve fare poco in questa posizione, con la donna inginocchiata davanti a sé. Deve solo mettersi nella posizione migliore per potere dare spinte profonde e soddisfacenti. Come abbiamo detto prima, può sostenere meglio la donna. Per una stimolazione aggiuntiva, l'uomo può sculacciare la donna mentre si masturba.

Quando la donna è dritta, può baciarla e tenerla vicina. Ma se lei è piegata indietro, può metterle le mani sul seno e stimolarle i capezzoli, aumentando il suo piacere.

Capitolo 8: Posizioni per il Sesso Anale

Anche con la nostra apertura mentale e l'accettazione di tutti, il sesso che coinvolge l'area attorno al sedere è ancora controverso. Ci sono persone che lo adorano. E c'è chi, al contrario, lo odia davvero. Ma chi è curioso non potrà avere un'opinione finché non l'avrà provato.

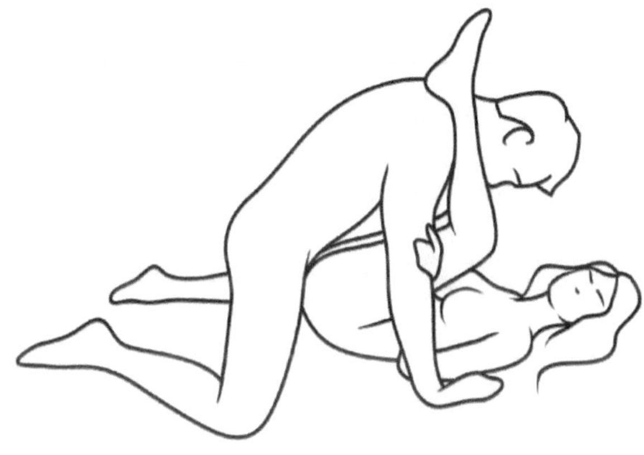

Per prepararsi al sesso anale, la donna deve lubrificare l'ano e, per un'esperienza migliore, rilassare i muscoli. Al contrario della vagina, il retto non si lubrifica da solo. Il rapporto anale potrebbe sembrare intimidatorio per un principiante. Se la donna si prende il tempo di fare un po' di preliminari anali (con le dita o con il rimming), ci sono molte più probabilità che le piaccia.

Preparazione per i Principianti:

- Prendi un lubrificante a base acquosa. Migliorerà molto i massaggi. Anche se i preliminari non prevedono la penetrazione con le dita, il lubrificante aiuta e può anche aumentare la sensibilità.

- Usa dei sex toys per iniziare. Si consiglia un vibratore con la testa ampia. Metti la testa del vibratore sull'apertura anale, ma non inserirlo all'interno. Sposatolo in cerchio attorno all'apertura. Le vibrazioni esterne donano sensazioni completamente nuove. Alterna fra il vibratore e le tue dita per iniziare a preparti.

- Alcuni partner fanno massaggi sul sedere. Inizia con un massaggio sensuale. Usando il lubrificante, lui mette i pollici nella piega in cui le gambe si uniscono al sedere. Solleva e ripete l'azione. Poi, unisce i palmi come se stesse pregando e preme sull'osso sacro della partner. Fa scivolare le mani su e giù lungo il sedere.

- Quando la penetra, non dovrebbe fare male. Rilassa i muscoli dell'ano e respira.

- Lei potrebbe provarlo da sola per capire se le piace. Anche se non sarà la stessa cosa di una penetrazione da parte dell'uomo, dovrebbe quantomeno capire se le piace la sensazione.

- Prova a farlo nella vasca. Stare nell'acqua tiepida rilassa i muscoli ed è un ottimo posto per capire se ti piace. Se sei preoccupata riguardo alla pulizia (che non è un grande problema), puoi dissipare le tue paure. Inoltre, la pressione del suo pene dentro di te è più facile se avviene in acqua la prima volta.

- Il tuo partner non dovrebbe andare troppo in profondità la prima volta. Penetrare e spingere come se si trattasse di sesso vaginale potrebbe fare male, quindi dovrebbe andare molto più lentamente.

- Il sesso anale non è sporco: i dottori affermano che c'è poca o nessuna materia fecale nella zona, quindi se stai pensando di provarlo, non farti problemi.

- Il sesso anale è più godibile quando avviene un'altra stimolazione allo stesso tempo, di vagina, clitoride e capezzoli, che migliorerà l'esperienza. La prima volta, lei dovrebbe svuotarsi l'intestino, fare una doccia e pulire bene l'area.

L'Anale da Dietro

La donna si stende a faccia in giù sul letto. L'uomo le sale sopra, distendendosi completamente a sua volta. Per sostenersi, preme i palmi sul letto. La penetra lentamente.

Entrambi i partner sono molto rilassati in questa posizione semplice. L'angolazione delle spinte permette alla donna di non sentire molto la penetrazione.

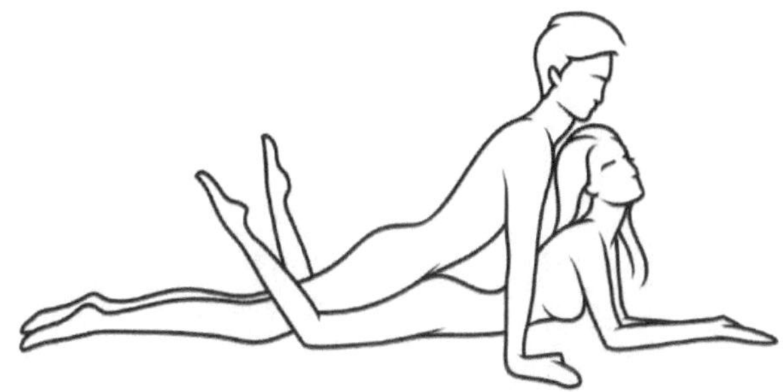

In Piedi Insieme

La donna è in piedi davanti al partner, e l'uomo la penetra da dietro. Può allungare le mani per toccarle il seno, giocare coi capezzoli o stimolare il clitoride per farle provare sensazioni migliori.

Sesso Anale a Pecorina

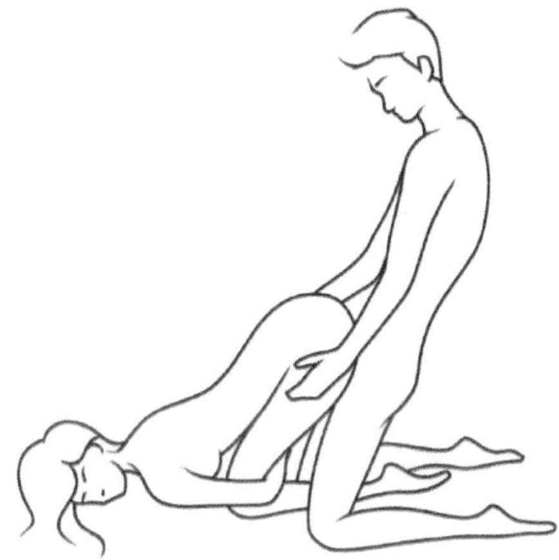

È uguale alla pecorina regolare, solo che l'uomo inserisce il pene nell'ano della partner. Anche in questo caso, può abbassarsi per stimolare il clitoride, spostando le mani dai fianchi.

Può accarezzarla ovunque mentre la partner assume la posizione più comoda per la pecorina, ad esempio su un materasso.

Capitolo 9: La Posizione del Loto

La Posizione del Loto Normale

La posizione del Loto è perfetta per le coppie che si conoscono bene e vogliono condividere un'esperienza erotica. I partner si guardano in faccia mentre i corpi si toccano durante il rapporto. È una posizione antica che permette di arrivare all'orgasmo insieme.

L'uomo si siede a gambe incrociate e la donna si mette sopra di lui, mettendogli le gambe attorno alla vita. Poi i due si abbracciano. Lui la penetra da sotto.

Sono poche le posizioni che si avvicinano all'intimità garantita dal Loto, che porta a carezze affettuose e aiuta a migliorare il legame della coppia. Baciarsi e abbracciarsi viene naturale.

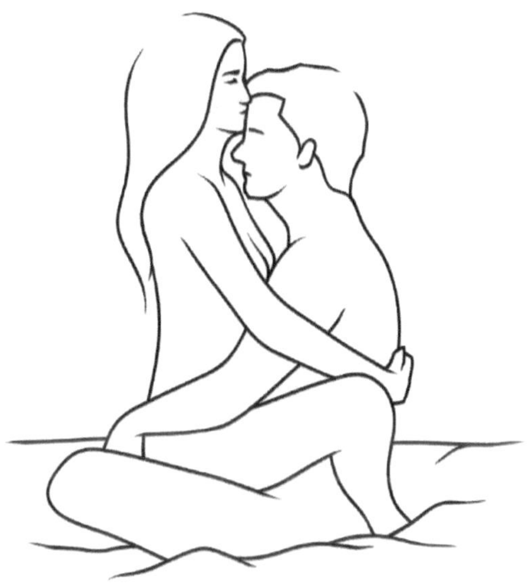

Grazie all'angolazione d'ingresso, lui può spingere dall'alto in basso o avanti e indietro. Una donna che può avere orgasmi interni troverà facile raggiungerli quando le sue spinte la penetrano da angolazioni diverse.

Se la donna ha difficoltà a trovare un buon ritmo o a muoversi, può appoggiarsi alla testiera del letto o mettere le mani sul muro per avere sostegno e aiutarsi nei movimenti. Se non dovesse funzionare, può inginocchiarsi sopra il partner come farebbe nella posizione della Cowgirl.

Il Loto al Contrario

Anche se la posizione cambierà, dal Loto alla Cowgirl al contrario, è un'ottima variazione e c'è ancora molto contatto fra i corpi, il che è sempre intimo sia che avvenga faccia a faccia o di schiena.

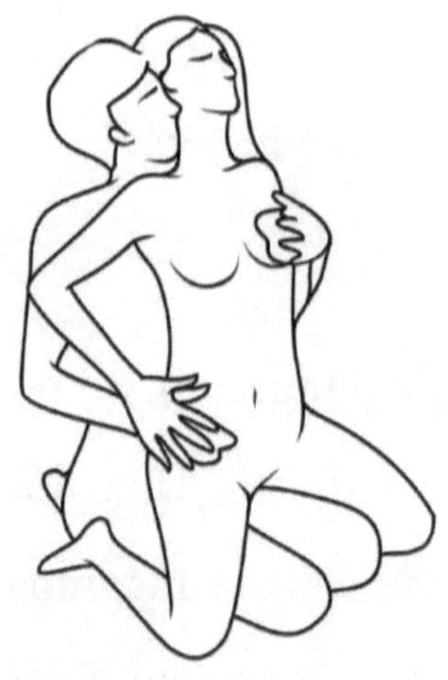

L'uomo si siede su una sedia o sul letto con le gambe incrociate, e la donna si mette sopra di lui. La coppia si abbraccia e si gode la vicinanza mentre lui la penetra, e lei sente l'intensità erotica crescere mentre bacia e abbraccia il partner.

Il Loto con Bondage Leggero

La coppia può usare dei nastri di seta per legarsi insieme e dare un ulteriore senso di vicinanza.

Si possono legare le mani e poi un partner abbraccia l'altro, di modo che ci sia la sensazione di essere legati insieme.

Capitolo 10: Posizioni Sessuali nella Vasca e in Doccia

A un certo punto della nostra vita, abbiamo pensato tutti di fare sesso nella doccia. Insieme all'acqua calda e al sapone, può essere intenso e memorabile, e un ottimo modo per variare la vita sessuale di una coppia.

Tuttavia, il sesso nella doccia non è facile se non si ha esperienza. Le docce possono essere piccole, rendendolo logisticamente difficile, se non impossibile. Tuttavia, se si ha una doccia più grande, vale la pena provarci.

Sesso Avvolgente in Doccia

In questa posizione, la donna si appoggia contro il muro della doccia mentre il partner sta in piedi davanti a lei. Poi, lei gli mette una gamba attorno alla vita, oppure la appoggia nell'incavo del gomito dell'uomo.

Da questa angolazione, lui la penetra e, siccome sono uno di fronte all'altra, può stimolarle il clitoride. Per variare, lui può usare un vibratore resistente all'acqua.

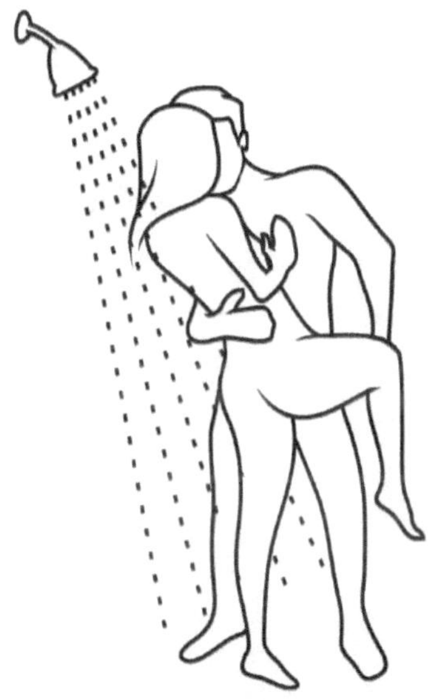

Una volta che la situazione sembra stabile e sotto controllo, la coppia può fare molte cose. Possono baciarsi, la donna può accarezzare i testicoli dell'uomo, e lui può leccarle e morderle i capezzoli.

La posizione funziona perché la donna ha il sostegno del muro e delle braccia del partner, in modo che nessuno dei due cada. Possono guardarsi in faccia, oppure lei può abbassare lo sguardo per vedere lui che la penetra, il che può essere eccitante per entrambi.

Sesso da Dietro in Piedi

La donna appoggia i palmi delle mani contro il muro della doccia e si piega a un angolo di 45°. Piega leggermente le ginocchia per comodità. Lui può penetrarla da dietro e portare le mani davanti per giocare col suo clitoride o col seno.

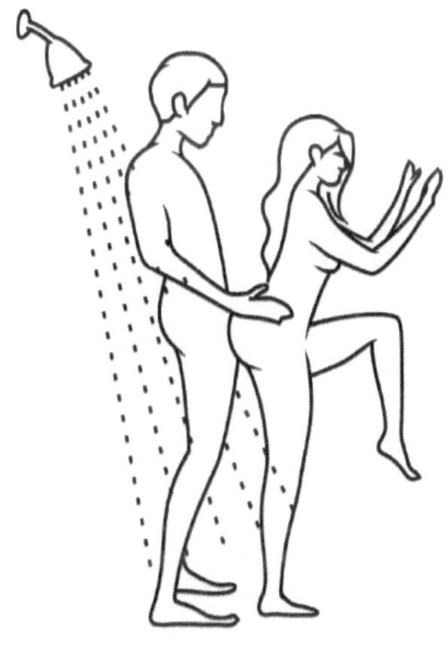

Lavarsi a vicenda può essere una cosa interessante. Lui ha accesso alla schiena della donna e può usare una spugna da sfregare delicatamente sul suo clitoride.

La donna è salda in questa posizione, fra il muro e il partner, così è libera di concentrarsi completamente sulle sensazioni che prova invece di preoccuparsi di non scivolare.

Sesso da Seduti

L'uomo si siede nella doccia o nella vasca con le gambe allungate. La donna si mette a cavalcioni sopra di lui nel modo che preferisce.

Lui può spostarsi con molta più facilità che a letto, quindi potrà provare diverse angolazioni di penetrazione.

L'acqua calda per scivola sulla schiena durante la penetrazione aumenterà le sensazioni erotiche provate dalla donna in questa e in tutte le posizioni dentro la doccia.

Lei può anche controllare il ritmo e l'intensità delle spinte.

Conclusioni

Il Corpo Umano e la Sensibilità Sessuale

Ci sono diverse ricerche che spiegano perché i partner riescono a raggiungere l'orgasmo più facilmente nella posizione del Loto. Il corpo ha decine di zone erogene che le coppie potrebbero non conoscere, almeno finché non iniziano a sperimentare con nuove posizioni e scoprono, con loro grande sorpresa, di provare sensazioni che non credevano possibili.

Gli organi come le labbra, ad esempio, hanno migliaia di terminazioni nervose. I baci riescono a eccitarci perché ogni parte della superficie si risveglia quando viene toccata. Anche il resto del corpo ha delle aree con gruppi di terminazioni nervose.

Il clitoride ha ottomila recettori nervosi, così come il frenulo (la parte del pene conosciuta come glande, appena sotto la punta del pene). Durante la penetrazione, quest'area viene stimolata e più frizione c'è contro il frenulo, più l'uomo arriva vicino all'orgasmo.

Si dice che le labbra siano la parte più sensibile del corpo, seguite dai polpastrelli. È per questo che quando ci tocchiamo in intimità siamo stimolati non solo da tocco, ma anche dall'atto stesso di toccare.

Quando le coppie fanno la posizione del 69, ad esempio, le labbra si muovono su parti sensibili del corpo dell'amante, che è il motivo per cui l'esperienza è così stimolante e piacevole. il collo risponde ai tocchi leggeri, i capezzoli e il clitoride sono i più sensibili al piacere, e anche le aree più esterne della vagina sono molto sensibili.

Ma sul corpo di una donna ci sono anche altre aree che, quando toccate o accarezzate delicatamente, rispondono con sensazioni di piacere sessuale. Queste includono le orecchie, il sedere e l'interno coscia. E se una donna dovesse sentire una vibrazione intensa nell'orecchio? Avrebbe una risposta sessuale?

La risposta è sì, se chi le parla all'orecchio e le fa venire la pelle d'oca è una persona da cui è attratta e a cui tiene. D'altro l'alto, se si tratta di uno sconosciuto di cui non si fida, probabilmente non avrà una risposta sessuale.

E gli uomini? Una delle aree più sensibili di un uomo è sotto il mento, oltre ovviamente al pene. Il collo, la parte inferiore dell'addome e l'interno coscia di un uomo sono sensibili tanto quanto quelli delle donne.

Se gli amanti tenessero sempre a mente le zone principali di stimolazione, ne scoprirebbero presto delle altre dopo aver provato nuove posizioni sessuali. Per esempio, una donna è sensibile anche dietro le ginocchia. Poi c'è chi ha una risposta sessuale al solletico sotto i piedi.

In verità, anche se c'è un numero fisso di zone erogene nel corpo, ogni persona è diversa. Trascorrere del tempo con un partner e imparare a conoscerlo sessualmente, può portare a un'eccitazione maggiore durante i rapporti. Queste zone possono essere scoperte quando si provano nuove posizioni sessuali.